LYMPHATIC FACIAL CUPPING

Drainage lymphatique basique
PROTOCOLE VÉNUS - STAR
pour la face

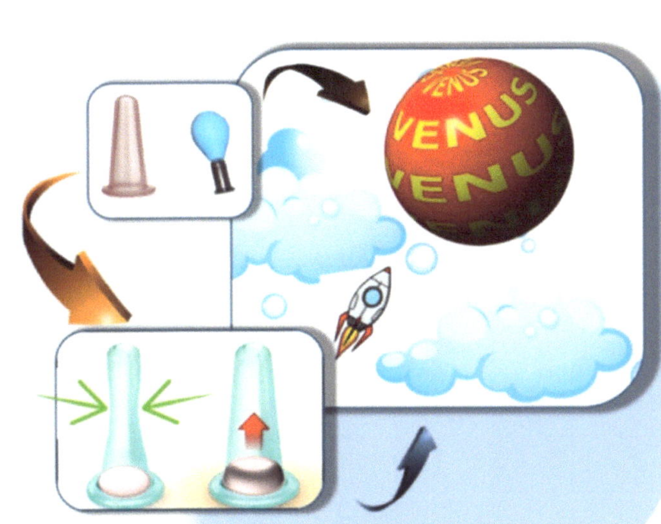

...QUICK LEARNING...

Version française

Dr. CARLOS PAULO

Pour praticiens de la santé, esthéticiennes, SPA ou pour tous ...
Ce livre est pratique et accessible avec des schémas explicatifs.

C'est une technique simple et efficace. L'action des ventouses agit sur les différentes profondeurs de la peau, des muscles et du fascia. Toutes les structures vasculaires et nerveuses sont stimulées. Le cupping facial aura un effet de drainage lymphatique manuel (D.L.M).Le cupping facial de ce livre n'est pas basé sur la médecine chinoise. Il est basé sur la connaissance anatomique des muscles et des concepts de lifting. Par son effet physiologique, le soin du visage en ventouses procure de nombreux soulagement.

Ce livre insiste sur le drainage lymphatique. Il se veut autonome et pratique pour tous ceux qui ont peu de connaissances anatomiques.

Cet ouvrage sera un support utile à tous les formateurs de cupping facial avec l'option drainage lymphatique.

Essayez le protocole Venus-Star !!

Il est la première partie du livre : INTEGRATIVE FACIAL CUPPING.

Essayez le concept INTEGRATIVE FACIAL CUPPING!!

Les mots clés du facial cupping sont drainage veino-lymphatique, lifting, libération musculaire et tonicité! Le cupping facial prend soin de l'ensemble du visage et des zones voisines (Face, nuque et décolleté).   *SECOND EDITION*

Cher lecteur,

J'espère que vous apprécierez ce livre.

Pour son écriture, j'ai cherché dans les annales de chirurgie plastique et révisé l'anatomie.

J'ai pensé à un ordre logique, mais pas obligatoire sur les protocoles.

Ils seront certainement une source d'inspiration pour votre travail et vos soins. Je suis sûr que vous aurez d'autres idées que les miennes. N'hésitez pas à me le faire savoir pour améliorer les protocoles (E.mail, paragraphe suivant).

INFORMATIONS À PROPOS DU LIVRE:

Il est la première partie du livre principal nommé : INTEGRATIVE FACIAL CUPPING.

Á voir sur la page auteur sur amazon.com :

https://www.amazon.com/author/carlos-paulo

QUELQUES RÉFÉRENCES QUI ONT SERVI À L'ÉCRITURE DE CE LIVRE

Sur le cupping

- Tham L.M., Cupping: From a biomechanical perspective, Journal of biomechanics, 2005.
- Chirali I. Z., Traditional Chinese Medicine Cupping Therapy (2014).

https://www.amazon.fr/Ilkay-Zihni-Chirali/e/B001H6OC4Q/ref=ntt_dp_epwbk_0

Sur le drainage lymphatique

- Lagier A. *and Coll.,* Lymphatic drainage of skin areas of head and neck: In vivo approach by the location of the sentinel node, Morphologie, 2014.
  http://dx.doi.org/10.1016/j.morpho.2014.01.001
- Skobe M. and Detmar M., Structure, Function, and Molecular Control of the Skin Lymphatic System, The Society for Investigative Dermatology, 2000.
- Vodder E., Textbook of Dr. Vodder's Manual Lymph Drainage, vol. 2, 4 th edition.

Possibilité de formations ! Sur la base de ce livre et d'autres documents.

TABLE DES MATIÈRES

INTRODUCTION GÉNÉRALE

C'est une technique simple et efficace. L'action des ventouses agit sur les différentes profondeurs de la peau. Les muscles, les fascias et toutes les structures vasculaires et nerveuses sont stimulées. Le cupping facial aura un effet de drainage lymphatique manuel (D.L.M) et de relâchement musculaire. Il y aura aussi un effet « repulpant », car il y a une décompression myofasciale et un effet « colorant » car le sang est attiré sous la peau en utilisant une petite ventouse en silicone. Les mots clés du facial cupping sont drainage, lifting, libération musculaire et tonification ! Le facial cupping s'occupe de tout le visage et des zones voisines (visage, cou et le décolleté).

Le cupping facial de cet ouvrage n'est pas basé sur la médecine chinoise. Il est basé sur les connaissances anatomiques des muscles et des notions de lifting que l'on retrouve dans les manuels de massages et documents de chirurgie plastique. Par son effet physiologique, le cupping facial procure de nombreux soulagements.

Ce petit guide insiste sur le drainage lymphatique. Il se veut autonome et pratique pour toute personne ayant peu de connaissances anatomiques. L'objectif est d'atteindre une pratique de 15 à 20 minutes, à faire 2 à 3 fois par semaine (comme un jogging). Le protocole a deux étapes essentielles : le drainage du cou vers le triangle de Vénus (Voyage vers Vénus !) puis le drainage du visage (Voyage vers une étoile !). *Essayez le protocole Vénus-Star !*

Nous discuterons brièvement les liens avec le système veineux et nerveux. Si vous avez le temps, vous verrez l'intérêt de masser le dos et le cou en raison des liens réflexogènes en rapport avec le visage.

Des informations supplémentaires peuvent être trouvées dans un livre imprimable (integrative facial cupping) disponible sur amazon.com.

À PROPOS DE L'AUTEUR

Dr. Paulo Carlos, médecin généraliste vivant dans le sud de l'Espagne. De formation médicale classique (France), il s'oriente son intérêt vers les médecines alternatives, la cupping thérapie et le cupping massage.

E.mail contact: paulo.cupping@gmail.com

PRÉSENTATION

C'est une technique superficielle et profonde.

- Superficielle :

Effet sur les rides, l'aspect tonique et coloré de la peau.

- Profonde :

Effet de drainage lymphatique et veineux : c'est un système à vitesse lente.
Effet de vascularisation par les artères : c'est un système à vitesse rapide.
Effet de libération des fascias et d'évacuation de l'acide lactique et des impuretés.

C'est une technique à vitesse variable. Selon la vitesse d'application des ventouses, on peut obtenir différents effets. La vitesse lente est drainante (œdème, toxines) et la vitesse rapide est stimulante (collagène).

L'usage de ventouses en silicone ou de petites ventouses permet de s'adapter à la délicatesse de la peau du visage qui est plus fine. Elle peut être complémentaire à d'autres techniques, car elle est physiologique.

Au point de vue historique, l'usage des ventouses est très ancien et se retrouve dans tous les pays (il y a plus de 5000 ans en Chine). Dans les campagnes, c'est souvent un remède populaire. Actuellement, les sportifs, les stars et les célébrités sont très intéressés par le cupping corporel ou le cupping facial.

Avec l'avancée des technologies, la mise au point de ventouses en silicone permet plus d'aisance d'application pour le visage et les zones fragiles (intérieur des membres).

BÉNÉFICES DU FACIAL CUPPING

Réduction des rides

C'est un des effets les plus recherchés dans le facial cupping. Diminution des poches sous les yeux…

Guérison après chirurgie

Les ventouses sont bien connues pour obtenir une meilleure cicatrisation (dépressothérapie avec des appareils très perfectionnés). Le massage des cicatrices s'inspire de certaines techniques progressives de libération fasciale.

Activation du système immunitaire

Par augmentation du drainage lymphatique et de la vascularisation. Il existe de nombreuses études qui démontrent l'amélioration concernant les maladies auto-immunes. Un organe fonctionnant avec un bon drainage et une bonne vascularisation a de meilleures chances de se défendre du point de vue immunitaire.

Relaxation

L'effet de réflexothérapie est évident, il induit une relaxation comme beaucoup de massages.

Effet décongestionnant

C'est l'un des effets important du cupping massage et du facial cupping. La ventouse attire le sang sous la peau. Elle permet de faire « bouger » les toxines et les molécules stagnantes. Le visage et le cou sont drainés par les nœuds lymphatiques axillaires.

Autres bénéfices

On ne compte plus les autres bénéfices ! Ils sont très nombreux ! Apports de nutriments, oxygénation. Au point de vue de la médecine chinoise, il débloque les canaux d'énergie. Amélioration des problèmes de sinusites et des problèmes de paralysie du nerf facial. Absorption accrue des produits de soins pour la peau…

INDICATIONS DU FACIAL CUPPING

Les indications du facial cupping procèdent de tous les bénéfices. Ce sont donc tous les problèmes d'œdèmes, veineux, de surcharges, de sinusites, de douleurs…Selon l'expérience du thérapeute et l'état du patient, la séance de cupping peut s'orienter vers le drainage lymphatique ou une action plus ciblée sur le muscle ou la peau. Cette première partie insiste sur le drainage lymphatique.

CONTRE INDICATIONS

Il faut s'adapter au patient et à sa peau. Savoir si le patient est atteint d'un cancer cutané, d'une maladie auto-immune cutanée active, de thrombose veineuse. Si l'exposition au soleil est trop importante, faire en sorte de ne pas trop stimuler la peau avec le cupping. Ne pas utiliser le facial cupping lorsqu'une infection est présente. Eviter si possible de masser trop fort sur les grains de beauté.

QUESTIONS AUTOUR DU FACIAL CUPPING

FACIAL CUPPING?

C'est l'application de ventouses en silicones ou de petites ventouses adaptées pour permettent un soulèvement de la peau et un décollement de la sous-peau. Son objectif est possiblement thérapeutique aussi bien qu'esthétique. Il permet d'avoir des effets « anti-aging » contre les agressions de l'environnement (soleil, particules polluantes etc.). Le facial cupping s'oriente vers toutes les procédures naturelles, sans produits chimiques. Il utilise une huile de massage dermoprotectrice, la plus biologique possible (Jojoba ou autres). Dans ce livre, nous avons opté pour la simple huile d'olive biologique (voir en partie 4).

OBJECTIFS DU FACIAL CUPPING

Grâce aux nombreux bénéfices du cupping, plusieurs objectifs peuvent être proposés.

- L'effet anti-ride est l'un des plus recherchés par son action « repulpante » et de stimulation du collagène. Cet effet anti-ride peut être associé avec des massages à type de contraction et d'étirements des muscles. L'effet anti-ride est également obtenu en s'adaptant à l'anatomie des muscles de la face et à la physiologie des lymphatiques.

- L'effet d'aspiration des ventouses permet de retirer des impuretés de la peau et de faire un drainage vers les ganglions.

- L'effet de décollement des tissus, permet une libération des fascias et de diminuer les contractures musculaires.

- L'apport de sang supplémentaire vers la peau permet également sa régénération, sa nutrition et l'apport de cellules de la défense (comme les globules blancs).

APPLICATIONS DES DIFFÉRENTES VENTOUSES

Le facial cupping est surtout pratiqué avec des ventouses mobiles, afin d'éviter de trop fortes marques rouges sur le visage. Mais on peut aussi employer des ventouses fixes afin de raffermir et tonifier certains endroits du visage. Les ventouses mobiles permettent de stimuler le collagène et de faire un mouvement selon l'anatomie du muscle. La stimulation en profondeur des muscles de la peau est une des principales caractéristiques des ventouses. Un drainage lymphatique est également possible comme en témoigne ce document.

ECCHYMOSES AVEC LES VENTOUSES ?

Normalement, le facial cupping ne produit pas d'ecchymoses sur le visage, car il n'y a pas de traumatisme. De plus, cela est appliqué avec de petites ventouses limitant les accidents par une trop forte aspiration. Dans l'ecchymose, une veine ou artère peuvent être lésées, laissant échapper du sang dans les tissus de la peau comme lors d'un match de boxe. Ce n'est pas le cas du facial cupping.

COMMENT FONCTIONNE LA VENTOUSE?

Lorsque le vide se crée à l'intérieur de la ventouse, nous avons une augmentation de la circulation locale sous la peau. Ceci peut même créer une « Hyperémie ». En effet, le fascia sous la peau se réchauffe, se sépare (en raison d'un système collagénique tridimentionnel dans cette région). De nombreux blocages disparaissent (certains disent énergétiques) et la lymphe stagnante bouge. L'apport de sang amène également un élément d'hydratation à la peau et de l'oxygène grâce aux globules rouges.

LES VENTOUSES ET LE DRAINAGE LYMPHATIQUE

La plupart des drainages lymphatiques manuels agissent d'abord en compression, ce n'est pas facile. Ils s'effectuent lentement et à « faible » pression. Le cupping massage s'effectue en partie de façon inverse : en « décompression ». Cette décompression permet aussi l'ouverture des capillaires lymphatiques situés sous la peau. De plus, la ventouse avec ses bords en contact sur la peau agit aussi en compression ! Il faut bien veillez au sens d'application de la ventouse, c'est-à-dire ne pas faire de mouvement d'aller-retour (surtout dans ce type de drainage). C'est une nécessité de masser dans la direction du flux du capillaire lymphatique. L'application d'une source de chaleur sur la peau va pouvoir faciliter le drainage tant du point de vue vasculaire que lymphatique.

PROTOCOLE D'APPLICATION

Les ventouses s'appliquent en statique et en dynamique. Les ventouses sont étudiées pour produire une pression d'aspiration douce. Elles sont à appliquer sur une peau bien huilée pour les faire glisser.

La plus grande ventouse sera utilisée pour les zones plus large et la plus petite pour des zones plus petites (ou bien pour travailler une zone précise).

EFFETS IMMÉDIATS ET PRÉCAUTIONS

Le système lymphatique est un important système d'élimination des déchets. Après de nombreuses étapes, la lymphe arrive au niveau du système cardio-vasculaire (jusque dans le cœur !). Veuillez bien vous hydrater, car c'est un système liquidien. Lorsque les toxines bougent dans les veines lymphatiques, le corps va se sentir plus léger. Paradoxalement, vous pouvez vous sentir un peu nauséeux, avec une sensation de brouillard. Ceci est du au fait que le corps tente d'éliminer les toxines. Egalement, ceci est du au fait que les toxines ont bougé. Une fois ce cap franchi, vous allez vous sentir mieux et beaucoup plus détendu avec un meilleur sommeil.

Toute la zone O.R.L sera déchargée, ce qui va améliorer les problèmes de sinusite, de maux de tête. L'effet sur les rides sera évident avant et après séance. Vous pouvez même faire une photo avant et après pour comparer ! C'est d'ailleurs l'un des effets les plus recherché par les femmes dans le facial cupping.

QUELS TYPES DE VENTOUSES ?

Une des caractéristiques importante est l'utilisation des petites ventouses, car la peau du visage est fine. La peau des paupières est la plus fine (moins de 1 mm). Grâce à la faible dépression des ventouses, celles-ci s'adaptent à la délicatesse du visage.

- Pour le drainage lymphatique du visage, les petites ventouses en caoutchouc ou silicone sont idéales, comme nous le verrons dans cet ouvrage.
- Les ventouses en plastique peuvent être utilisées pour des plus grosses zones et lors du protocole de rajeunissement du visage avec un apport de sang plus important, que nous verrons plus loin.
- Parfois des ventouses fixes en plastiques sont utilisées, selon l'expérience du praticien, si on ne veut pas de marques rouges, il faut les laisser en place au maximum 2 minutes (et tout dépend du patient, de sa peau et de sa volonté d'acceptation de quelques marques rouges provisoires, surtout dans le domaine cosmétique).

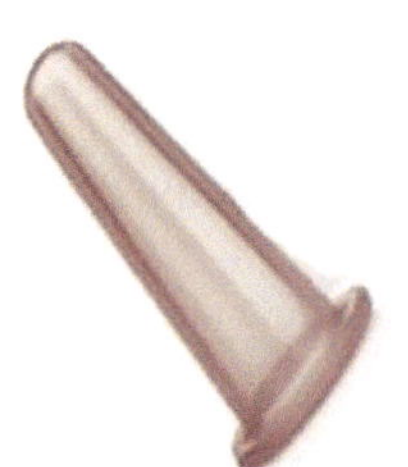 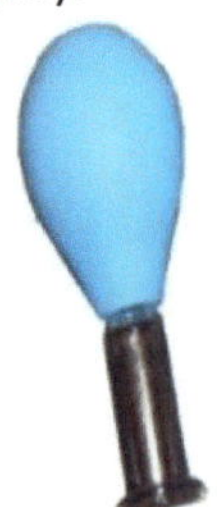 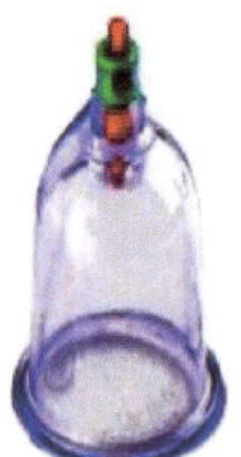 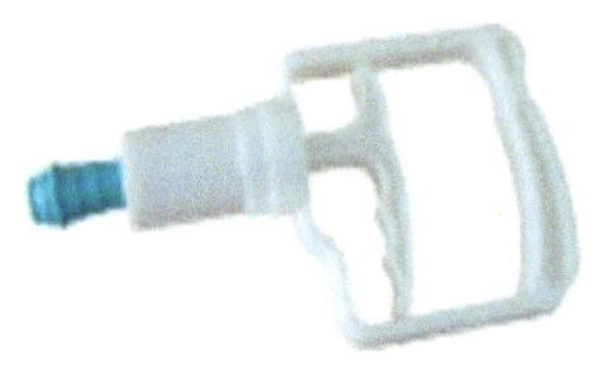

PRÉCAUTIONS D'EMPLOI

PROTOCOLE GÉNÉRAL DE VENTOUSES

TECHNIQUE DE BASE

- Habituellement, de 15 à 20 minutes et elle peut être un traitement complémentaire ou autonome (si on veut travailler en profondeur, sur le relâchement musculaire, la séance peut durer plus longtemps).
- Les ventouses en silicone ont une aspiration douce et sont indolores. Il ne devrait pas y avoir de marque rouge sur la peau. Cependant, certains patients ont une peau rouge très rapidement.
- En général, la répétition du mouvement est de 3 fois sur chaque zone. En alternant de chaque côté du corps. Mais on peut aller jusqu'à 50 fois, si on a le temps. Ce qui permet de travailler plus en profondeur.
- La vitesse du mouvement produit des effets thérapeutiques différents :
  - La vitesse lente produit un effet plus important de drainage et réduit les poches sous les yeux.
  - La vitesse rapide produit un effet de stimulation du collagène, de la circulation et de la tonicité.
- Ce protocole est composé de deux étapes chronologique et anatomique importante (comme nous allons le voir dans les prochains paragraphes).
- Bien s'adapter à la peau du patient, en fonction de l'âge et de la santé du patient.

MOUVEMENTS DE BASE

- **Les flèches** représentent la direction du mouvement de la ventouse.
- **Les étoiles** représentent la zone de ventouses «statiques». Ne pas glisser sur ces zones (ou vraiment peu).
- **Les ronds jaunes** représentent la possibilité de faire des spirales.

Pour un effet de drainage, commencez d'abord sous le menton pour décharger les voies lymphatiques (ou dans la région claviculaire). La technique devrait être effectuée 3-5 fois dans chaque zone (voir même jusqu'à 50 mouvements de spirales lentes).

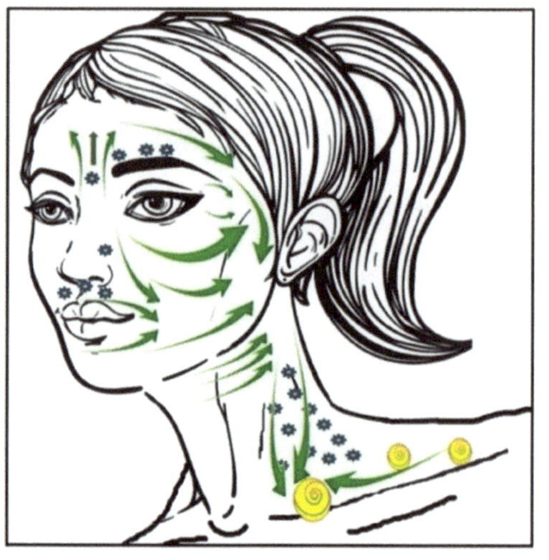

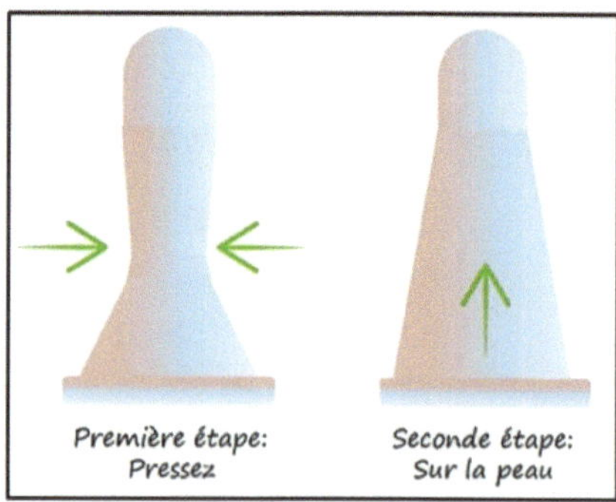

1ère image: Mouvements des ventouses en spirales, en glissés, en statiques et en dynamiques.

2ème image : Pressez la ventouse d'aspiration pour expulser l'air intérieur. Puis placez-la sur la peau pour le massage. La peau se surélèvera en fonction de la force d'aspiration.

PROTOCOLE SPÉCIFIQUE DE VENTOUSES

PROTOCOLE VÉNUS – STAR

PREMIÈRE ÉTAPE: UN VOYAGE VERS VENUS

Si nous devions dire un mot clé pour le drainage du visage et du cou, c'est "Vénus" ou plus précisément la région du triangle de Vénus. C'est là que nous allons « diriger » **toute** la lymphe du haut du corps et donc du visage. On draine d'abord les parties inférieures au visage (région du cou et des clavicules) avant de drainer celui-ci.

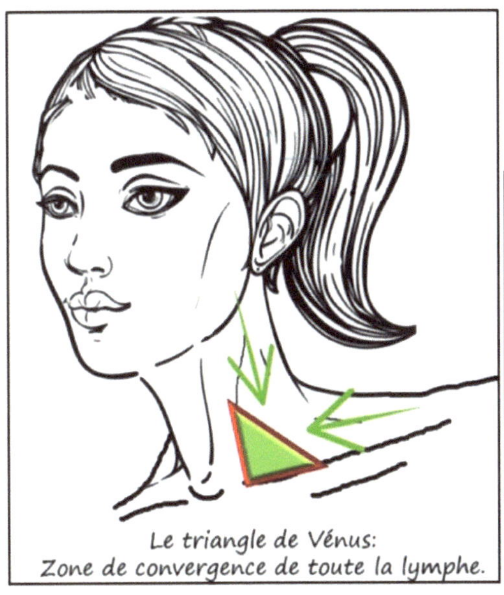

Le triangle de Vénus:
Zone de convergence de toute la lymphe.

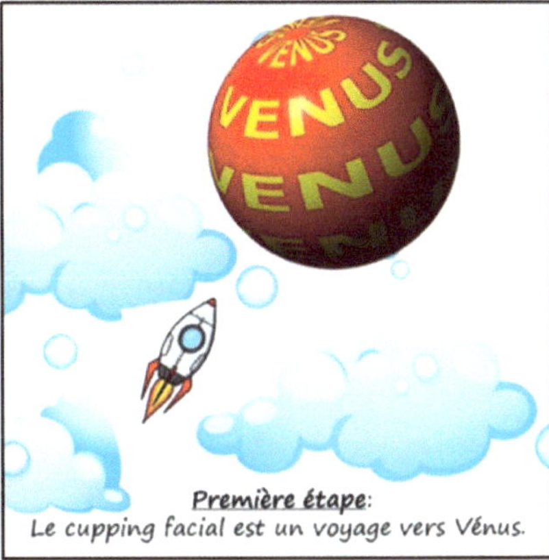

Première étape:
Le cupping facial est un voyage vers Vénus.

SECONDE ÉTAPE: UN VOYAGE VERS UNE ÉTOILE

Un autre mot clé est le mot "étoile". En effet, quand on ne connaît pas bien l'anatomie des ganglions lymphatiques, il est utile de représenter la zone de convergence des vaisseaux lymphatique sous la forme d'une étoile. Après avoir drainé en première étape, les régions basses en dessous du visage vers vénus. Il faudra drainer la lymphe du visage vers cette « étoile à 5 branches » représentant les faisceaux lymphatiques principaux drainant celui-ci.

Ensuite, vous pouvez associer les deux étapes : Démarrez d'un endroit du visage, passez par l'étoile et retour à Vénus. C'est très simple le drainage ! C'est objectif « Vénus » !

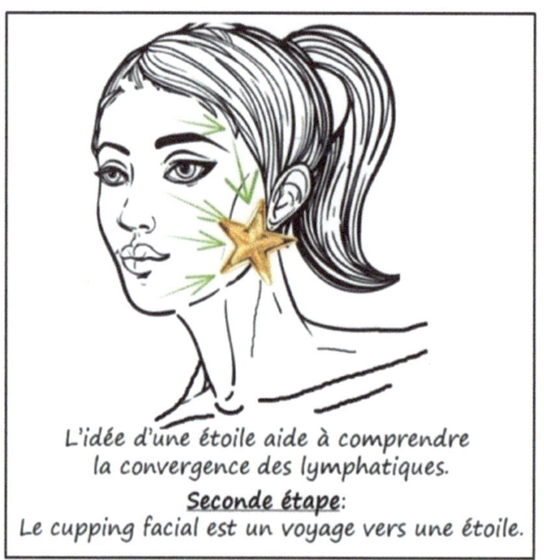

L'idée d'une étoile aide à comprendre la convergence des lymphatiques.
Seconde étape:
Le cupping facial est un voyage vers une étoile.

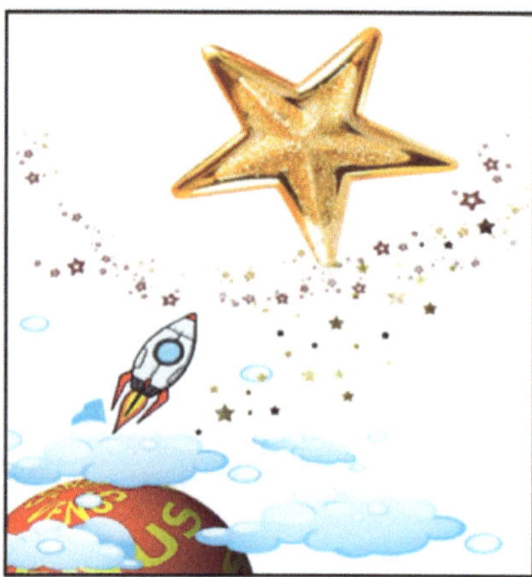

DÉTAILS DU PROTOCOLE

CHRONOLOGIE EN HUIT POINTS

Nous avons fait une petite chronologie en 8 points, pour débuter. C'est un plan général qui vous permettra ensuite selon votre expérience, aller plus loin. Rappel, le rythme doit être **très doux, lent** avec peu de pression. C'est pourquoi nous utilisons des ventouses en silicone. **Surtout, ne négligez pas la première phase, le voyage vers « Vénus » avant de faire le voyage vers « l'étoile ». Ensuite, comme dit plus haut, vous pouvez associer les deux étapes : Démarrez d'un endroit du visage, passez par l'étoile et retour à Vénus. C'est-à-dire suivre le sens descendant du drainage lymphatique physiologique.**

MOUVEMENTS EN HUIT POINTS

A – Nettoyage de la peau et application de l'huile de massage.

B – En allant vers Vénus :

Pour ces zones plus larges, vous pouvez prendre une grande ventouse. Tout comme dans le drainage manuel classique, nous allons commencer par le décolleté. Le but est de libérer les régions ganglionnaires lymphatiques inférieures (par rapport à la tête). Commencer par la région du sternum, puis allez vers le creux des régions sus-claviculaires (au-dessus des clavicules). **Faites aussi un mouvement de la ventouse allant de l'épaule à la région du triangle de Vénus.** Répétez 3 à 5 fois chaque mouvement. Cependant, c'est une zone charnière où toute la lymphe va confluer, il sera donc utile **<u>de faire plus de 50 mouvements</u>** de spirale avec la ventouse associé à de petit pompage. Le but est d'assurer une bonne évacuation de la lymphe. Si vous avez du temps, vous pouvez le faire avec *les mains* également.

C – En allant vers Vénus en passant par l'étoile :

Ensuite, pour les zones suivantes, prenez une petite ventouse. Commencez par la région en dessous du menton, et descendez progressivement (en passant par l'étoile) jusque dans la région de la clavicule (le triangle de Vénus). Le but est de suivre le sens des lymphatiques, car ils se dirigent vers le bas en direction de la clavicule (triangle de Vénus) puis du cœur. Répétez 3 à 5 fois chaque mouvement. Attention, ne remontez pas avec la ventouse vers la mâchoire, car le but est de produire un mouvement de descente de la lymphe. Eventuellement, vous pourrez le faire en fin de séance. Ici aussi, vous pouvez aller jusqu'à 50 fois voir plus.

D – Technique de décompression brève par zone :

Il s'agit de faire une pose brève (1 à 2 seconde) de la ventouse et de l'enlever à chaque fois. Le but est de faire une espèce de « pompage » localisé. Ceci est stimulant et à pour but d'ouvrir « les nœuds lymphatiques » qui parcourent toute la zone du cou.

E – Déplacement de la ventouse de la zone du menton jusqu'au bord latéral de la mâchoire (c'est-à-dire l'étoile). Puis refaites à nouveau, la technique (D) de décompression brève par zone au niveau du cou. Vous pouvez aussi faire des mouvements descendant de la ventouse.

F – Refaites la technique (D) de décompression brève par zone sur le pourtour des lèvres et des yeux (voir schéma). Poursuivez en glissant la ventouse sur la joue ou sur les tempes, pour ensuite terminer vers la région du cou. En arrivant au cou, faire la technique de décompression brève. Le pourtour des yeux et des lèvres est une zone très chargée tant au point de vue des émotions, que dans l'apparition des rides. Il faut donc, les décharger, au moins du point de vue lymphatique (Nous verrons plus loin dans cet ouvrage, que le drainage lymphatique des paupières possède quelques particularités).

G – Terminer le drainage lymphatique par la zone de la racine du nez. Glissez la ventouse « verticalement » (ou de manière un peu oblique, car les faisceaux musculaires ne sont pas vraiment verticaux). Verticalement, c'est-à-dire des yeux vers le cuir chevelu.

H – Glissez la ventouse « horizontalement » sur le front. Puis, poursuivez vers le bas jusqu'au cou.

Conclusion sur les étapes :

Il s'agit d'un plan général qui a pour but d'être pratique pour une séance de 15 à 20 minutes. Nous pouvons aller plus loin ; en reprenant les ouvrages de drainage lymphatique, et insister sur des zones plus précises.

Le plus important est de pouvoir drainer au niveau du cou, afin que les déchets puissent s'éliminer dans un premier temps. Certains maîtres Chinois de gymnastique de longue vie ont d'ailleurs beaucoup insistés sur le massage de la zone du cou. En effet, le cerveau a lui aussi besoin d'être drainer tout autant que le visage ! Et cela passe par le cou. Ensuite, prenez tout votre temps pour le visage.

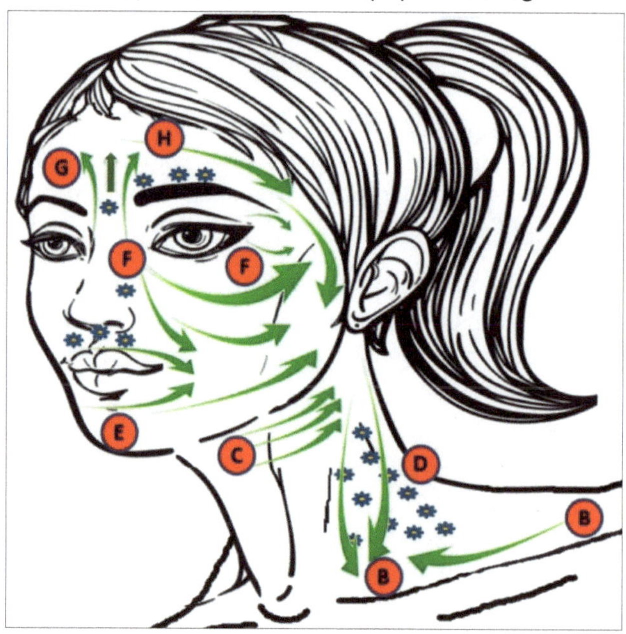

RÉGION DE LA NUQUE

Durant le facial cupping, si vous avez le temps, vous pouvez masser la face postérieure de la nuque. Ceci est même conseillé dans les livres sur le drainage lymphatique. Certes, nous ne travaillons pas spécifiquement sur la face, mais la tête est un ensemble anatomique. Dans le même ordre d'idée, il est utile de masser la région du trapèze (non représentée ici).

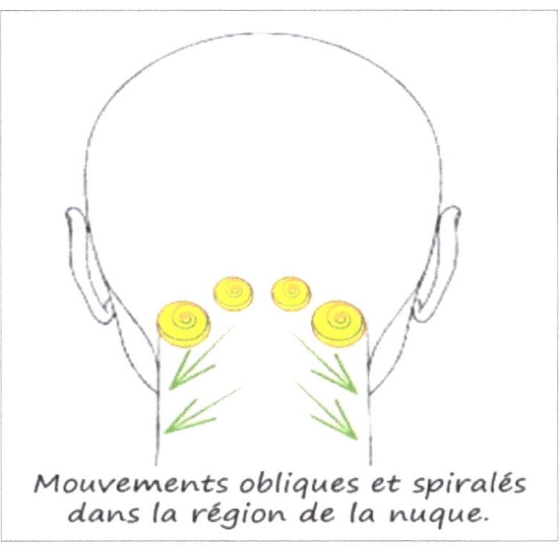

MOUVEMENT DU LONG VOYAGE

C'est un des mouvements très spécifiques du drainage lymphatique d'après Emile Vodder. Il part de la racine du nez, en passant par la « grande ride » du sourire. On traite progressivement toute la joue et la région du menton jusqu'aux ganglions sous-mentonniers et sous-mandibulaires. Ensuite, on descend encore plus bas jusqu'au triangle du Vénus.

Particularité du long voyage : il est décris comme un mouvement essentiel drainant les ganglions de la face et de la joue. Remarquons que la grande veine faciale suit quasiment le même trajet ! On peut donc dire que c'est du drainage veino-lymphatique.

Avantage du long voyage : c'est un mouvement qui draine en profondeur la face tant du point de vue lymphatique que veineux car la veine faciale possède des branchements (anastomoses) avec des veines provenant de la profondeur de la face, des sinus du nez, des yeux. Il faut également bien veiller à masser la face latérale du cou, car la veine faciale se branche sur la veine jugulaire interne et possède aussi une autre anastomose avec la veine jugulaire externe ! (C'est la veine du cou que l'on voit chez les haltérophiles professionnels).

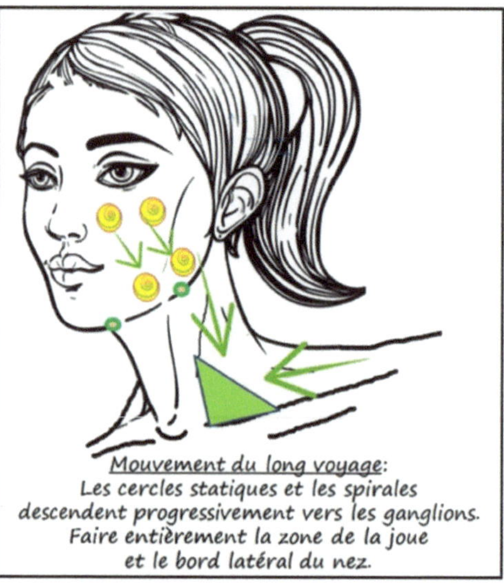

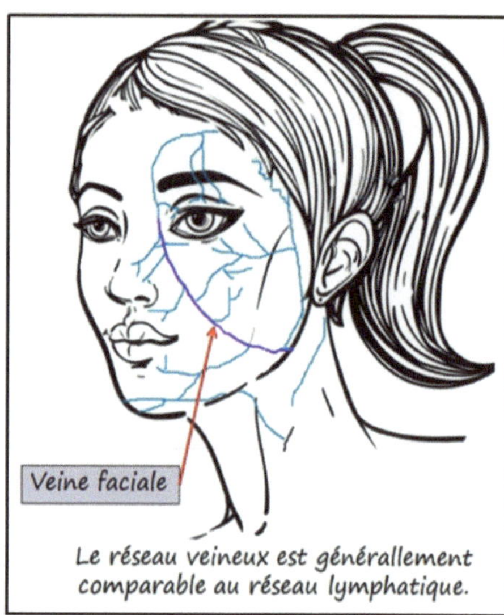

Le réseau veineux est généralement
comparable au réseau lymphatique.

MOUVEMENTS ADDITIONNELS - ZONE DU REGARD

Après avoir fait le mouvement du long voyage, c'est à dire le drainage en dessous des yeux, joue et menton. Vous pouvez faire le drainage des paupières supérieures et des yeux. C'est une zone surchargée avec des œdèmes. Pour cela, utilisez une petite ventouse siliconée adaptée à la fine peau des paupières.

DRAINAGE – ZONE PAUPIÈRE

Le drainage des paupières se fait dans **deux directions**. La partie médiale (1/3 interne) se draine vers la mâchoire, c'est à dire vers les nœuds mandibulaires (d'où l'intérêt d'avoir fait le mouvement du long voyage). Et l'autre partie se draine vers l'oreille, c'est à dire vers les nœuds pré-auriculaires. Que cela soit avec les doigts ou à l'aide d'une ventouse en silicone, veillez bien à faire les deux directions pour une bonne évacuation de la lymphe et des liquides au niveau des paupières.

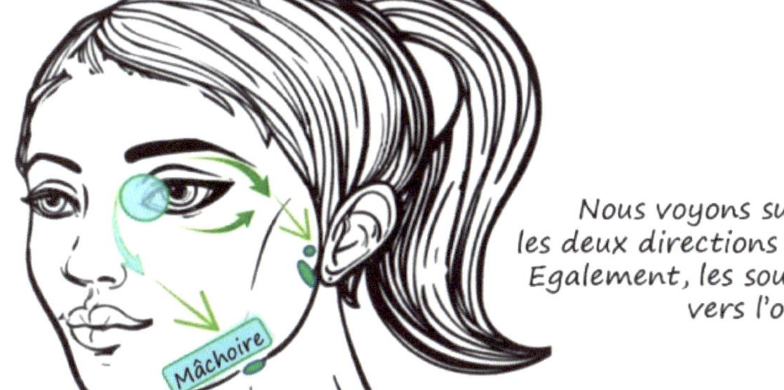

Nous voyons sur ce schéma,
les deux directions pour le drainage.
Egalement, les sourcils se drainent
vers l'oreille.

La zone du tiers interne
de la paupière supérieure et inférieure
se draîne vers la mâchoire.

AUTRES OBSERVATIONS SUR LE DRAÎNAGE DES PAUPIÈRES

Note sur le drainage de la paupière supérieure : tous les livres ne sont pas d'accords, certains excluent la paupière supérieure du drainage du tiers médian. De même, certaines études montrent un drainage de préférence vers l'oreille à partir du système lymphatique des paupières ! Toutefois, il convient de rester dans l'idée des deux directions de drainage. Tout reste à découvrir en matière de drainage de l'œil et de la paupière !

De récentes études ont montré
la prépondérance (+) directionnelle
de drainage de la paupière et du sourcil
vers la zone de l'oreille (parotide).
Même le 1/3 interne est impliqué
(paupière supérieure et inférieure).

En pratique de ventouses:
nous drainerons les deux côtés,
oreille et mâchoire.

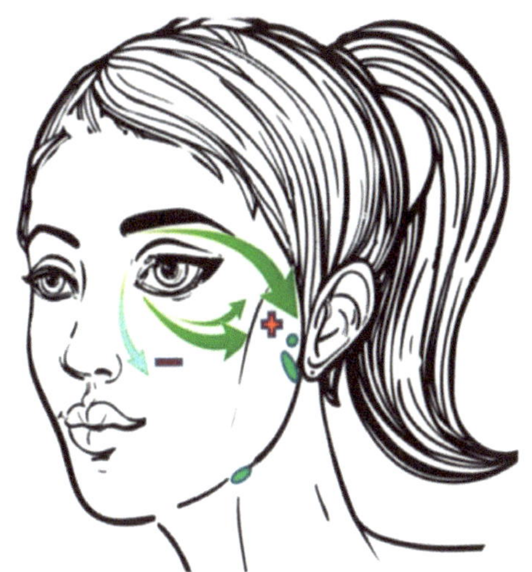

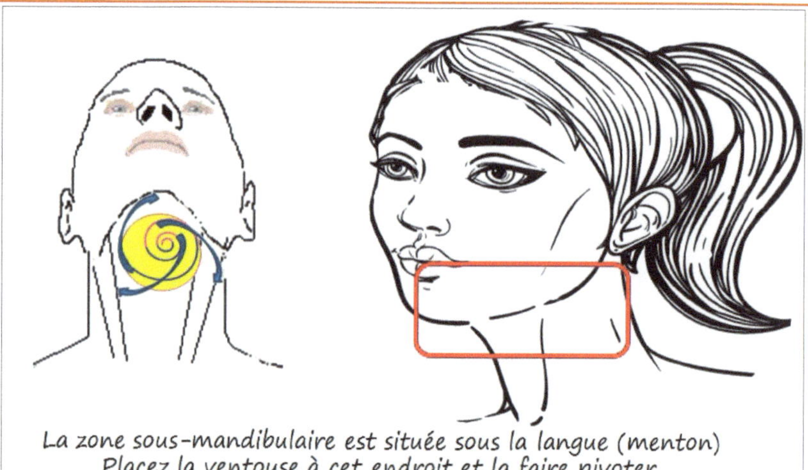

La zone sous-mandibulaire est située sous la langue (menton)
Placez la ventouse à cet endroit et la faire pivoter.
(rotation droite ou gauche)
La flexibilité de la zone permet de déplacer le muscle de la langue.

Sous la mâchoire, la zone est souple. Vous pouvez placer la ventouse pendant 30 secondes à une minute (ventouse fixe). Déplacez ensuite la ventouse vers la région de l'étoile, c'est-à-dire la région de la parotide (ventouse mobile). C'est un mouvement qui peut agir profondément. En effet, vous mobilisez les muscles du plancher buccal (y compris la langue). Cela permettra de réduire la tension musculaire et d'attirer les toxines.

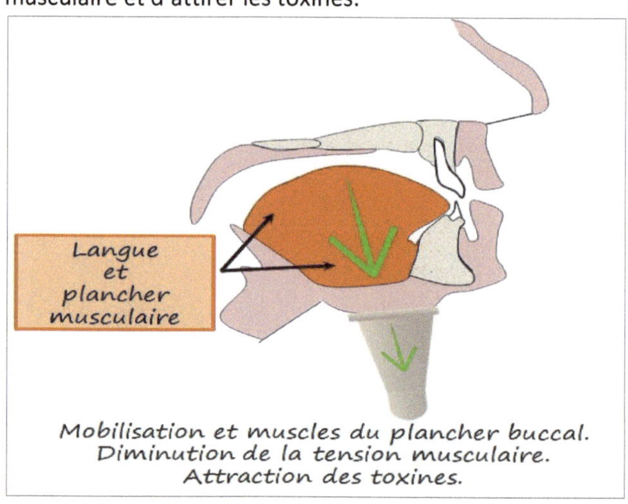

Mobilisation et muscles du plancher buccal.
Diminution de la tension musculaire.
Attraction des toxines.

REMARQUES POUR LES MOUVEMENTS ADDITIONNELS

A – Drainez dans les deux directions de l'œil :

D'après les récentes études, le drainage lymphatique se fait principalement dans la direction de l'oreille et le drainage veineux part vers la racine du nez pour rejoindre la veine faciale. Les deux réseaux sont intimement mêlés d'un point de vu physiologique. Comme nous l'avons vu dans paragraphe du long voyage, la veine faciale passe également sur le coin interne de l'œil et reçoit une anastomose d'une veine ophtalmique supérieure (venant donc des profondeurs de l'orbite) et une autre provenant du front. Faire le drainage de cette zone, c'est aussi drainer l'œil du point de vue veineux et pas seulement les paupières.

B – Bien localisez le massage dans la zone de la paupière, car la paupière et la joue sont des zones anatomiques distinctes du point de vue du drainage lymphatique. Faites des mouvements épousant la courbure des paupières jusque dans les coins de l'œil.

C – On peut faire des glissés **très doux** avec de petites ventouses adaptées, car cette peau est l'une des plus fines du corps ! Quelques mouvements de poses brèves sont possibles (mouvement de pompages brefs. Enfin, les doigts sont aussi l'idéal sur les paupières (même si dans cet ouvrage parle de ventouses !).

D – Une fois arrivé au coin de l'œil, changez pour une ventouse plus grande afin de drainer vers l'oreille.

E – Application de ventouses fixes au niveau de la zone de parotide (zone de l'étoile dans notre protocole de la première partie de ce livre). Si vous avez d'autres ventouses en plastique ou verre, elles peuvent être utiles pour drainer la zone de drainage de l'oreille. C'est possible, si vous n'avez pas peur de quelques marques rouges temporaires. De même, si vous avez un diamètre suffisant de ventouse siliconée, vous pouvez l'appliquer pour augmenter la circulation. Cependant, avec les ventouses siliconées ou plastiques, vous pouvez adapter la pression. Attention, pour ce dernier point, si vous ne voulez pas de marques rouges, placer la ventouse fixe au maximum pendant 2 minutes. Mais tout dépend aussi de votre peau, car certaines personnes rougissent plus facilement que d'autres. Ensuite, Vous pouvez masser la zone avec les mains pour disperser les fluides accumulés sous l'élévation de la peau.

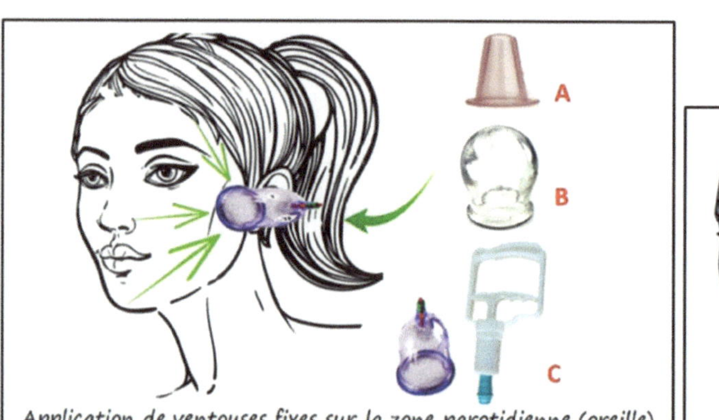

Application de ventouses fixes sur la zone parotidienne (oreille)
pour améliorer le drainage du cupping Facial.
Ventouses en silicone (A), verre (B) ou plastique (C) sont possibles.

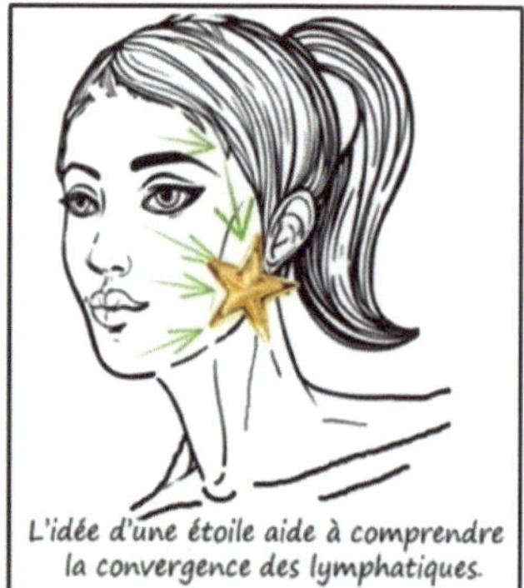

L'idée d'une étoile aide à comprendre
la convergence des lymphatiques.

STIMULATION NERVEUSE DE LA FACE

Le drainage lymphatique de la face, comme nous l'avons vu plus haut, procure un drainage veineux. En effet, les structures veineuses suivent souvent le trajet du réseau lymphatique. Le contact superficiel de la peau et la mobilisation des muscles, les ventouses stimulent également les nerfs de la face et du cou. En termes anatomiques, les noms des nerfs impliqués sont : le nerf facial (le numéro VII) et le nerf trijumeau (le numéro V). Bien qu'ils soient distincts, ces nerfs ont une action synergique (dans la douleur, le toucher et l'expression des émotions).

Le drainage lymphatique est veineux, mais aussi, est une stimulation nerveuse ! De façon intéressante, ces nerfs dont on retrouve des branches en superficie sont connectés avec les structures du tronc cérébral !

Le nerf trijumeau est le nerf de la douleur de la tête, du cou et de la face ! Le plus surprenant, il est aussi connecté (anastomose) avec des nerfs de la nuque (vertèbre C2 et C3). Pour cette raison, vous pouvez avoir des douleurs au visage, alors que leurs origines proviennent de la nuque.

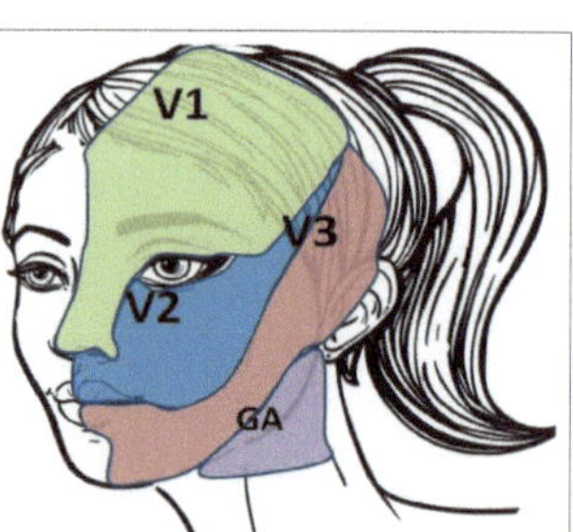

Les trois territoires du nerf trijumeau (V1,V2,V3):
-V1 = branche ophtalmique du trijumeau
-V2 = branche maxillaire
-V3 = branche mandibulaire
Remarquez l'angle de la mandibule et la zone sous l'oreille:
Ils sont innervés par le nerf grand auriculaire – GA –
Il provient d'une branche de la vertèbre C3

STIMULATION NERVEUSE ENTRE LA FACE ET LE DOS /NUQUE

Pour les raisons de connections avec les nerfs de la face et les nerfs cervicaux (les nerfs qui viennent de la nuque). Il est fort souhaitable, si vous avez le temps, de masser la zone de la nuque (avec les mains ou les ventouses). Ceci permettra plus de relaxation du visage.

Vous pouvez faire toute la zone de la nuque, en incluant le muscle trapèze avec une ventouse plus grande. De nombreuses connections nerveuses existent entre le dos et la tête, comme nous l'avons vu plus haut. Même si vous ne connaissez pas l'anatomie des muscles, palpez les grandes masses musculaires et suivez leurs trajets.

Ce petit livre est une introduction au drainage facial lymphatique. Il vise à accompagner le formateur et l'étudiant lors d'un stage. Cela étant dit, nous pouvons illustrer un exemple de connexion entre les nerfs du visage et du cou.

En effet, l'existence de crispations nerveuses ou musculaires n'aide pas au drainage lymphatique naturel. Ceci s'argumente :

- les lymphatiques sont innervés et certains types possèdent une paroi musculaire.

- les capillaires lymphatiques, situés juste sous la peau, ont des filaments d'ancrages. Ces filaments d'ancrage adhèrent fortement au collagène et à l'élastine de la peau.

EXEMPLE DES MUSCLES SPLENIUS

Des tensions, des douleurs, au niveau de la zone du regard, du sommet de la tête peuvent provenir de la nuque. Ces douleurs engendrent des crispations, une mauvaise circulation du visage et de la lymphe.

Un exemple typique connu des manuels de trigger points est le cas des muscles splénius. Au pluriel, car il s'agit de deux faisceaux musculaires:

- le muscle splénius peut donner des douleurs au sommet de la tête.

- le muscle splénius du cou peut donner des douleurs autour de l'oeil, dans la zone du regard.

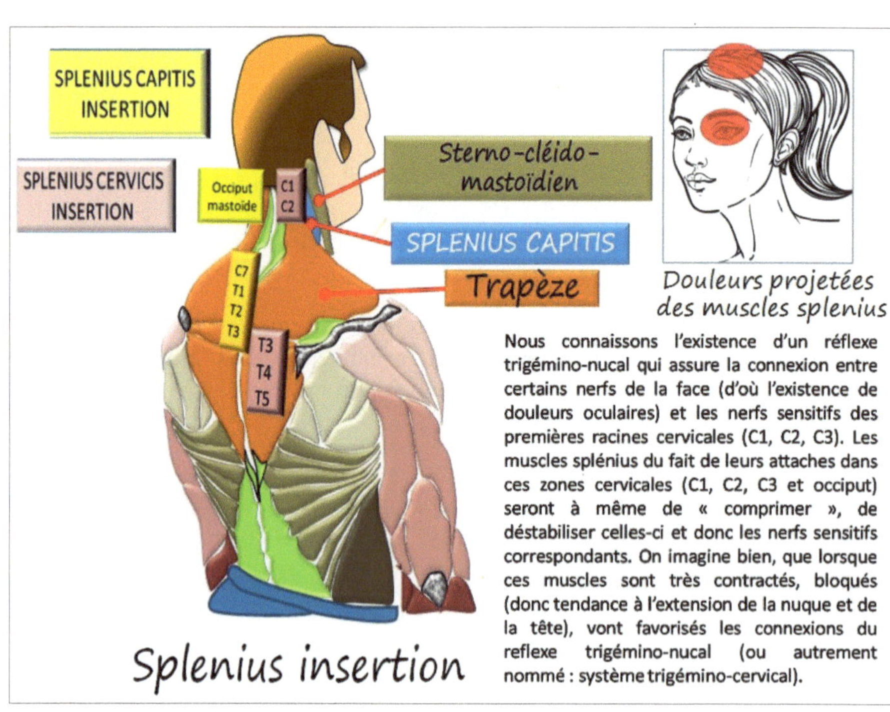

Douleurs projetées des muscles splenius

Splenius insertion

Nous connaissons l'existence d'un réflexe trigémino-nucal qui assure la connexion entre certains nerfs de la face (d'où l'existence de douleurs oculaires) et les nerfs sensitifs des premières racines cervicales (C1, C2, C3). Les muscles splénius du fait de leurs attaches dans ces zones cervicales (C1, C2, C3 et occiput) seront à même de « comprimer », de déstabiliser celles-ci et donc les nerfs sensitifs correspondants. On imagine bien, que lorsque ces muscles sont très contractés, bloqués (donc tendance à l'extension de la nuque et de la tête), vont favorisés les connexions du reflexe trigémino-nucal (ou autrement nommé : système trigémino-cervical).

Etape de ventouse mobile

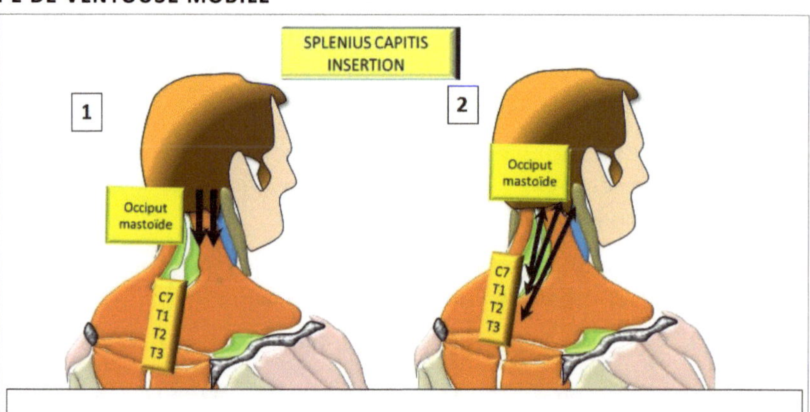

Zone de massage pour le Splenius capitis (de la tête)

1. On commencera par masser de haut vers le bas, surtout au niveau de la zone occiput-mastoïde. Le muscle contient des ganglions à drainer vers le bas.
2. Puis on massera dans les deux sens, entre les deux repères osseux d'insertion. C'est-à-dire, de T3 à l'occiput, puis de T2 à l'occiput, jusque C7.

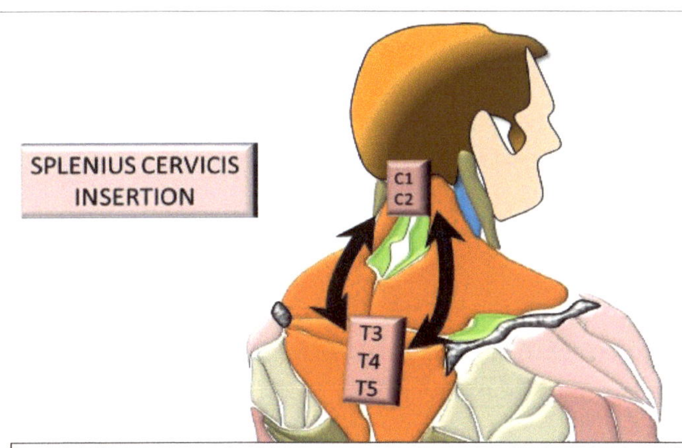

Zone de massage pour le Splenius cervicis(S. du cou)

Il sera nécessaire de faire des "arcs de cercle" allant de T5 à C1,
En suivant anatomiquement, les faisceaux musculaires.

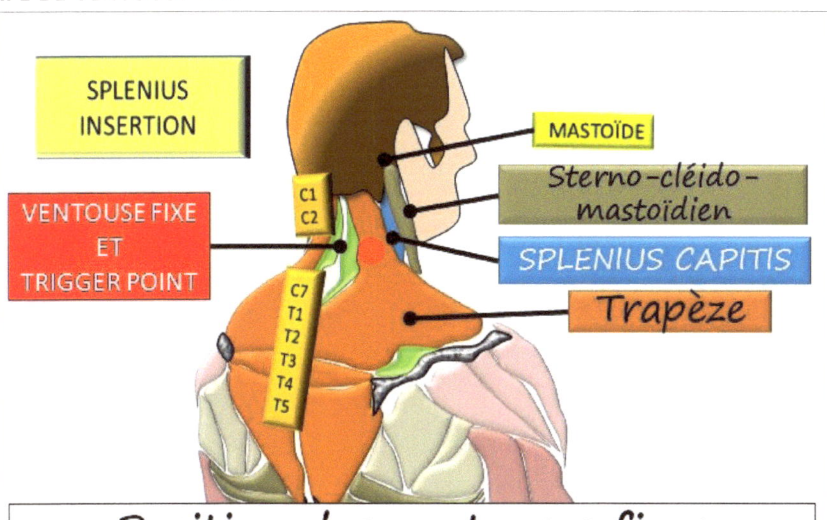

Position des ventouses fixes

1. Insertions para-vertebrales C1–C2 /C7 à T5/ Mastoïde.
2. Le milieu du muscle splénius capitis est un trigger point.

Voilà ce petit ebook se termine ! Si vous voulez approfondir, il y a le livre « integrative facial cupping » avec des notions complémentaires de anti-aging et de lifting.

L'auteur espère que cet ouvrage sera un support utile à tous les formateurs de cupping facial, option drainage lymphatique.

FORMATION CUPPING FACIAL ET DRAINAGE LYMPHATIQUE :

PRENOM ET NOM DU FORMATEUR :

NOM DE L'ENTREPRISE PRATIQUANT LA FORMATION CUPPING FACIAL :

NOM DE LA PERSONNE AYANT SUIVI LE STAGE :

REMARQUES COMPLÉMENTAIRES

TAMPON DE L'ENTREPRISE OU DU FORMATEUR

BASIC FACIAL CUPPING

Drainage lymphatique basique

Protocole Vénus - Star

Pour praticiens de la santé, esthéticiennes, SPA ou pour tous …
Ce livre est pratique et accessible avec des schémas explicatifs.

C'est une technique simple et efficace. L'action des ventouses agit sur les différentes profondeurs de la peau, des muscles et du fascia. Toutes les structures vasculaires et nerveuses sont stimulées. Le cupping facial aura un effet de drainage lymphatique manuel (D.L.M).Le cupping facial de ce livre n'est pas basé sur la médecine chinoise. Il est basé sur la connaissance anatomique des muscles et des concepts de lifting. Par son effet physiologique, le soin du visage en ventouses procure de nombreux soulagement.

Ce livre insiste sur le drainage lymphatique. Il se veut autonome et pratique pour tous ceux qui ont peu de connaissances anatomiques.

Cet ouvrage sera un support utile à tous les formateurs de cupping facial avec l'option drainage lymphatique.

Essayez le protocole Venus–Star !!

Il est la première partie du livre : INTEGRATIVE FACIAL CUPPING.

Essayez le concept INTEGRATIVE FACIAL CUPPING!!

Les mots clés du facial cupping sont drainage veino-lymphatique, lifting, libération musculaire et tonicité! Le cupping facial prend soin de l'ensemble du visage et des zones voisines (Face, nuque et décolleté). ***SECOND EDITION***